APRENDE, ENTRENA, CAMBIA.

JOSE D. JUAREZ

ISBN-10:150045642X
ISBN-13: **978-1500456429**

DEDICATORIA

Este libro está dedicado a todas las personas que buscan un estilo de vida más sano y están dispuestos a dar todo su esfuerzo en lograr sus metas tanto física como profesionalmente.

CONTENTS

RECONOCIMIENTOS

Gracias a mis padres por haberme apoyado en cada idea loca que se me ocurre y sin mayor esfuerzo creen en mí. Las personas que me rodean y yo aprecio son las que me dan las ganas para seguir adelante y me inspiran a ser cada vez mejor persona.

Introducción

Para empezar debo decir que un cuerpo ideal no viene solo por arte de magia, ni de la noche a la mañana. Se debe trabajar duro para conseguir lo que se desea y en el caso de un físico genial no es la excepción. Este libro no se trata sobre un programa de dietas ni un programa de rutinas de entrenamiento (se encuentran algunas rutinas al final del libro), sino que te dará algo con muchos más beneficios, aprenderás que debes hacer y la razón por lo cual se debe hacer de la siguiente manera. Aprenderás a conocer tu cuerpo y la genética que el destino tenía preparada para ti.

Las personas tienen siempre en la mente que es mejor que se les diga que deben hacer pero se tendrán muchos más beneficios sabiendo la razón detrás de las cosas de esa manera se aprenderá y no habrá más necesidad de que alguien te diga que debes hacer sino tu sabrás lo que debes hacer y el porqué.

A continuación te explicare algunos términos que aparecen con frecuencia en el libro y así podrás entender el contenido.

Primero que nada el cuerpo humano necesita de nutrientes, los nutrientes que más se deben de consumir son llamados "Macronutrientes" los cuales son tres: proteínas, carbohidratos y grasas. Esta es la base para toda alimentación. Cada uno de estos nutrientes se encuentran en alimentos diferentes y tienen funciones diferentes dentro del cuerpo humano.

- **Proteínas:**
  Las proteínas son de todos los macronutrientes los más importantes en el mundo de los fitness. Son la razón principal del crecimiento muscular, ellas reparan el tejido muscular dañado a través de un entrenamiento intenso y en esta reparación es en donde el musculo crece. La proteína se encuentra en muchos alimentos diferentes tales como:

  - Pollo
  - Atún
  - Nueces
  - Leche
  - Queso

- Pavo
- Lentejas
- Frijoles
- Jamón
- Carnes magras
- Huevo
- Pistacho
- Cangrejos
- Bacalao
- Langostas

- **Carbohidratos:**
  Los carbohidratos tienen de función dar energía al cuerpo, son la gasolina del cuerpo. Si no se consumen carbohidratos no se tendrá la suficiente energía para hacer ejercicio por ejemplo. Son el segundo macronutriente de mayor consumo para el cuerpo humano. Algunos de los alimentos que los contienen son:

  - Maíz
  - Avena
  - Miel
  - Frutas
  - Arroz
  - Pastas
  - Productos integrales
  - Pan
  - Patatas
  - Banano

- **Grasas**
  Las grasas son el último macronutriente que se consume y sus funciones son complejas pero entre las principales son intervenir directamente en las funciones hormonales del cuerpo y es procesos celulares del mismo. Son las que se pueden consumir más fácilmente debido a el mundo tan industrializado en el que vivimos pero se deben siempre de buscar las que son de origen vegetal y no procesadas. Algunos

de los alimentos que contienen grasas saludables son:
- Aguacate
- Nueces
- Aceite de oliva
- Pescado
- Lino
- Coco

Dependiendo de tus objetivos dependerá el tipo de entrenamiento que hagas y dieta que lleves, en el libro encontraras dos tipos de fases diferentes que son las que rigen el tipo de entreno y alimentación que llevaras, esas fases son: de aumento y de definición.

- **Fase de aumento (bulking)**
  Es la fase en donde el objetivo principal es el aumento de peso, esto se hace debido a que lo que se busca es que al aumentar el peso de una persona aumente también su masa muscular, lógicamente al aumentar el peso no solo aumentara su masa muscular sino que también aumentara el porcentaje de grasa corporal que una persona posea; lo que lleva a la segunda fase.

- **Fase de definición (cutting)**
  El objetivo principal en este punto es el reducir el porcentaje de grasa corporal de una persona, de esta manera se verá más definido y tonificado el musculo. Una persona puede tener un índice de masa muscular alto pero si su índice de grasa es alto también no se podrá ver el musculo y la verdad es mucho mejor estar bien definido y tener volumen.

El libro se basa en algo que se llama tipos somáticos, (más adelante explicare que son) el tipo somático de una persona depende directamente de la genética de esta, si bien es cierto que para tener un cuerpo con volumen y estético es cuestión de trabajo duro y perseverancia, la suerte en la genética juega un papel importante en la dificultad o facilidad que tengamos para llevar a cabo nuestros objetivos físicos.
Junto con estos "tipos somáticos" viene algo llamado metabolismo. Todas las personas tenemos una velocidad de metabólica establecida.

La palabra metabolismo se define como: el conjunto de reacciones bioquímicas que ocurren en algún organismo.

En otras palabras el metabolismo es que nuestro cuerpo lleve a cabo todo proceso celular lo que implica tanto quemar grasa como absorber nutrientes, hacer crecer el musculo por medio de síntesis proteica, etc…. Todo proceso en el cuerpo. La velocidad metabólica es la velocidad con la que estos procesos se llevan a cabo; dependiendo de la velocidad metabólica una persona puede tener sobrepeso o bajo peso.

El tipo de ejercicios que realizan las personas también influirán en los resultados que estas personas tendrán, en el libro encontraras 2 términos que serán de suma importancia para realizar tus rutinas de entrenamiento de la mejor manera posible y esos términos son los siguientes:

- **Ejercicios compuestos**

  Son el tipo de ejercicios que utilizan más de un grupo muscular para realizarse, al hacer ejercicios compuestos habrán mas músculos involucrados por lo que el cuerpo tendrá que reconstruir mas cantidad de masa muscular por lo que el volumen de los músculos crecerá de forma progresiva. Los ejercicios en los cuales se puede realizar más peso son estos y son ejercicios ideales para aumentar volumen muscular y fuerza. El rango de repeticiones de los ejercicios compuestos regularmente es bajo debido que lo que se busca es ganar fuerza, el rango esta de 6-8 repeticiones con peso máximo.

- **Ejercicios aislados**

  Los ejercicios aislados son todo lo contrario a los ejercicios compuestos. Estos ejercicios se enfocan en un grupo muscular a la vez lo que lo hace perfecto para llevar una buena definición y tonificación al musculo. En los ejercicios aislados no se pude hacer tanto peso comparado con los ejercicios compuestos, los ejercicios deben de realizarse con un peso que se controle muy bien y las repeticiones de este tipo de ejercicios casi siempre son altas a comparación de los compuestos.

CAPITULO 1
IDENTIFICA TU TIPO SOMATICO

En este momento de seguro te preguntas: ¿qué es un tipo somático? ¿Para qué me ayudara eso en mi forma de ver y bajar de peso? ¿Cómo sé qué tipo somático soy? Lo primero que tienes que saber es que no eres la única persona que se hace estas preguntas y lo Segundo es que cada persona sin importar quien, posee un tipo somático (o somatotipo como lo llamaremos de ahora en adelante) dominante, es decir que puede tener más de uno pero el que predomina es el que dictara el tipo de dieta y entrenamiento a seguir. Tanto hombres como mujeres deben tomar en cuenta su somatotipo para poder obtener mejores resultados con sus dietas tanto como en los entrenos. Al entender el somatotipo que tienes sabrás a la vez que tipo de ejercicios podrás realizar para obtener mucho mejores resultados al igual que la alimentación que debes de llevar, cada persona absorbe los nutrientes de los alimentos de forma diferente y esto es regido también por el somatotipo de esta.

Los somatotipos conocidos y los cuales rigen el físico de las personas son tres:

- Ectomorfo
- Mesomorfo
- Endomorfo

Ectomorfo:

Una persona ectomorfa es aquella persona que tiene extremidades delgadas y con poca masa muscular, el pecho de estas personas por lo general es plano y sin volumen, mientras que los hombros son pequeños y estrechos. A los ectomorfos se les dificulta muchísimo aumentar su peso tanto en grasa como en masa muscular debido a que la velocidad metabólica de estas personas es muy rápida. Pero no por ser por naturaleza delgados necesariamente signifique que estarán en buena forma, las personas que son ectomorfas son por lo general muy delgadas lo que no es ideal si deseas un cuerpo como de playa, estético y definido. Estas personas si llevan un estilo de vida sedentario pueden llegar a tener una pequeña barriga con brazos y piernas delgadas.

Mesomorfo

Son aquellas personas de aspecto atlético y por lo general se ven estéticos de naturaleza. Aumentan de forma fácil y rápida de masa muscular por lo que subir de peso para estas personas no es un reto. Los hombres poseen una forma en "V" (hombros anchos) y las mujeres poseen un cuerpo en forma de "reloj de arena" (caderas y hombros ligeramente anchos y cintura pequeña). El metabolismo de estas personas es un metabolismo regular, lo que quiere decir que es un metabolismo de velocidad intermedia lo que los ayuda mucho a la hora de querer subir de peso y a la hora de bajar les basta con seguir una buena dieta. Estas personas pueden llegar a tener sobrepeso si se lleva una vida sedentaria, dicho sobrepeso puede ser fácilmente controlado con actividad física constante.

Este es el somatotipo ideal para una persona, más aun si se busca un cuerpo grande y bien definido.

Endomorfo

Una persona endomorfa es aquella a la que se le dificulta bajar de peso y su cuerpo tiende a almacenar grasa, esto se debe a que su ritmo metabólico es por naturaleza lento lo que provoca sobre peso. Los músculos de estas personas no son tonificados por lo que se pueden ver flácidos aun cuando los endomorfos ganen musculo con facilidad. Su físico es redonda.

A una persona endomorfa se le recomienda que de primera instancia baja su índice de grasa corporal y luego enfocarse en tonificar sus músculos, debido a la facilidad de estas personas para aumentar su masa muscular no se le dificulta la fase de volumen.

Estos son los tres somatotipos que las personas pueden poseer, hay que tomar muy en cuenta que nadie es puro de alguno de los somatotipos todos tenemos una mezcla de ellos de seguro te preguntas: ¿si todos tenemos una mezcla de somatotipos entonces porque hay tres diferentes y es importante saberlos? Bueno la verdad es que aunque tengamos mezcla entre los somatotipos siempre habrá uno dominante y en ese es en el que se debe

Enfocar y basar tanto su entrenamiento como su dieta para poder tener los mejores resultados tanto para bajar de peso como para aumentar o tonificar masa muscular.

En resumen:

Ectomorfo	Mesomorfo	Endomorfo
Les cuesta subir de peso	Pueden tanto aumentar como bajar su peso sin mayor dificultad	Dificultad al subir de peso, tendencia a ganarlo
Cuerpos delgados con hombros pequeños	Cuerpo atlético y en forma de "V" en su mayoría	Cuerpo redondos, antebrazo ancho al igual que las muñecas
Pecho plano	Una base muscular estable y notoria	Pueden aumentar masa muscular rápido
Poca masa muscular	Cuerpo simétrico	músculos poco tonificados

Una vez identificado tu somatotipo y saber cuáles son las características que te hacen tener ese somatotipo dominante debes aprender a como utilizar tu somatotipo a tu favor. No pienses que por ser una persona muy delgada o gordos no puedes tener un buen físico, al contrario, en los capítulos siguientes te enseñare como utilizar tu somatotipo de la mejor forma y tomar ventaja de ello.

"El mejor placer en la vida es hacer las cosas que la gente dice que no podemos hacer"
- Walter bagehot

CAPITULO 2
NUTRICION Y ENTRENAMIENTOS

ECTOMORFO

Si eres una persona ectomorfa y tu objetivo es tener un cuerpo de "súper héroe" lo puedes lograr, necesitaras de mucho esfuerzo pero lo conseguirás, nada es fácil pero si te comprometes con ello lo lograras y veras lo bien que te sentirás.

Nutrición:
Las personas ectomorfas como ya sabes tienen dificultad al aumentar su peso y por lo tanto también su masa muscular, esto es debido a su metabolismo tan acelerado, pero eso no es del todo malo, es más, si eres de las personas que les gusta comer pues la verdad es que te será de gran ayuda el ser ectomorfo debido a que la única forma de que un ectomorfo aumente su masa muscular es comer, comer, comer y cuando ya no puedas más seguir comiendo. Debes tomar tu alimentación como un entrenamiento, muchas veces no tendrás el deseo de seguir comiendo pero para poder llegar a tus metas deberás hacerlo. Si bien es cierto que la alimentación de los ectomorfos les permite comer mucho tienes que tener cuidado con la calidad de la comida que consumas, me refiero a que si se te es permitido consumir "comida chatarra" pero no debe ser esa la base de tu alimentación debido a que puede llevar a problemas médicos.

- Fase de aumento (bulking)
  Esta es la fase difícil en el caso de un ectomorfo, debido a su naturaleza de metabolismo acelerado, en esta fase la persona ectomorfa debe alimentarse con grandes cantidades de carbohidratos, proteína y no deben preocuparse mucho por las grasas debido a que su cuerpo las gasta de una manera rápida por lo que no tienden a acumular grasa, con llevar una alimentación con alimentos "chatarra" limitados seria más que suficiente. Recuerda que en el mundo del fitness la nutrición es un 70% y el entrenamiento físico es un 30%, bueno en el caso de un ectomorfo es un tanto diferente; me atrevería a decir que sería un 90% nutrición y un 10% el entrenamiento, esto es por una simple y sencilla razón si tu cuerpo no posee los nutrientes necesarios para que los músculos se recuperen después de un entreno estos no crecerán y podrían llegar a disminuir a un mas, así que debes presionarte por alimentarte para que tu cuerpo se mantenga cargado de nutrientes para que tus músculos crezcan de la

mejor manera.

A continuación una lista de los alimentos que un ectomorfo no puede dejar fuera de su dieta:

Huevos	Leche entera	Carne de res
patatas	Arroz integral	pollo
Bananas o plátano	Mantequilla de maní	nueces
Aceite de oliva	Quesos (no amarillo)	Pastas integrales

Estos alimentos no deben faltar en tu dieta debido a que está cargados de carbohidratos, proteínas y grasas de alto valor biológico lo que quiere decir que podrás subir de peso de la mejor manera posible. Claro que no debes olvidar que los vegetales y las frutas son de gran importancia en cualquier alimentación debido a que aportan vitaminas y otros nutrientes a tu cuerpo que muchos alimentos no poseen. Vegetales como el brócoli, espinaca y chile pimiento, son muy fáciles de preparar y aportan una cantidad importante de nutrientes a nuestro cuerpo. Por otro lado las frutas que poseen una gran cantidad de nutrientes son las naranjas, manzanas, kiwi y papaya son otras muy buenas opciones para tener energía y obtener sus nutrientes.

- Fase de definición (cutting)
  Esta es la fase más sencilla para un ectomorfo y es un poco obvia la razón. Al ser la fase de definición el objetivo es que tu índice de grasa corporal baje y por la naturaleza del ectomorfo de no almacenar grandes cantidades de grasa pues no será un reto. Me atrevo a decir que esta fase tiene un carácter despreciable en cuanto a un ectomorfo se refiere, debido a que a un ectomorfo aumentar su masa muscular por lo general se ve definido, sin embargo hay excepciones en las cuales una persona ectomorfa al haber aumentado de peso

aumento tanto de masa muscular como un poco de porcentaje de grasa corporal; al ser este el caso lo que debe hacer es reducir las cantidades de grasas que consume (reducir, no dejar de consumir) al igual que la cantidad de alimento que consume, por ejemplo, si regularmente se consumen 5 comidas al día de las cuales todas son de grandes cantidades, se puede reducir la cantidad consumiendo de las 5 comidas 4 grandes y 1 pequeña. Un ectomorfo no debe restringir demasiado su ingesta calórica debido a su metabolismo acelerado, si se reduce mucho su ingesta calórica podría perder masa muscular que con tanto esfuerzo ha conseguido.

Entrenamiento

Los ectomorfos serán los mejores amigos del área de pesas y no visitaran el área de cardo más que unos 10-15 min antes de su entrenamiento de pesas para que la sangre empiece a bombear por su cuerpo.

- Fase de aumento (bulking)
  Para aumentar la masa muscular es indispensable un entrenamiento de pesas intenso, lo recomendable en la fase de aumento para un ectomorfo es entrenar 3 veces por semana dejando un día de descanso de por medio. Los ejercicios compuestos (los que involucran más de un musculo) serán los que una persona ectomorfa debe de realizar para que su masa muscular crezca de la mejor y más rápida forma. Al involucrar más músculos en un ejercicio no se recuperara solo un musculo sino todos los que estuvieron involucrados en el entrenamiento, de esta forma se creara más masa muscular que entrenando músculos por separado.
  Los ejercicios compuestos son varios y en el caso de un ectomorfo lo mejor es mantener las cosas simples y pesadas, te recomiendo los siguientes ejercicios:
  - Press de banca (mancuernas)
  - Fondos de pecho
  - Sentadillas con barra

- Remo con mancuernas
- Peso muerto
- Press francés (barra)
- Press de hombro (mancuernas)
- Curl de bíceps (mancuernas)
- Dominadas
- Abdominales con peso

La razón por la que prefiero las mancuernas en la mayoría de ejercicios es debido a que se necesita más equilibrio para utilizar las mancuernas y el peso es exactamente el mismo en cada mancuerna, mientras que con la barra muchas veces la mitad del cuerpo más fuerte trabaja más que la otra parte, esto puede provocar que un brazo crezca más que el otro por ejemplo.

Recuerda que el peso es tu mejor amigo, levanta un peso con el que logres realizar de 6-8 repeticiones si sientes que puedes hacer más de 8 repeticiones en el ejercicio debes aumentar el peso que utilizas hasta que logres llegar a la repetición número 8 con dificultad. Te recomiendo para esta fase una rutina de cuerpo completo eso quiere decir que trabajas todo el cuerpo 3 veces por semana y de esta forma dar al cuerpo tiempo de recuperarse y luego volver a trabajar tus músculos veras que aumentaras de masa muscular rápidamente al tu cuerpo tener que reconstruir mayor cantidad de músculos.

- Fase de definición (cutting)
  Si deseas realizar esta fase no hace falta de mucho en el caso de un ectomorfo, lo que puedes hacer es incorporar a tu rutina los días en los que tienes descanso puedes hacer ejercicios de cardo o bien cambiar tu rutina para hacer seguir haciendo cuerpo completo solo que con la variante de hacer ejercicios de pesas aislados, eso quiere decir trabajar únicamente ese musculo por ejercicio.

La gran ventaja de las personas ectomorfas es que no necesitan de mucho para que sus músculos se vean definidos y tonificados, debido a que no suelen almacenar grasa corporal, un ectomorfo que aumente su masa muscular se verá muy bien, sin mencionar que tendrán un abdomen muy definido debido a su bajo porcentaje de grasa.

"Hazte amigo del dolor y nunca te encontraras solo"
- Mark Zuckerberg

MESOMORFO

¿Qué se puede decir de los mesomorfos? Solo que son personas que simplemente nacieron con mucha suerte y con una genética envidiable. Son personas a las cuales ni subir de peso ni bajarlo se les hace de mucha dificultad pero no por eso deben confiarse, al igual que cualquier persona pueden llegar a tener sobre peso o un porcentaje muy elevado de grasa corporal lo cual podría en el peor de los casos ser un reto en bajar. Al ser un somatotipo que está justo en medio puede ser que sea mezclado con cualquiera de los dos otros somatotipos, podría ser meso-endomorfo o meso-ectomorfo. Al considerar que son personas que por naturaleza ya poseen una base muscular sólida y estable cualquier tipo de ejercicio se puede ajustar a la perfección a sus objetivos

Nutrición:

En el caso de un mesomorfo la nutrición tiene que ser muy balanceada no como en el caso de los ectomorfos que deben comer y comer y comer, se debe tener en cuenta de que tu cuerpo aumenta de peso a un ritmo progresivo pero constante. La proteína será tu mejor aliado en la búsqueda de un cuerpo deseable. Deberás consumir 5 comidas al día teniendo 1 o 2 de esas comidas como meriendas, es decir, comidas pequeñas y las grandes o bien en fase de definición 3 pequeñas y 2 grandes.

- Fase de aumento (bulking)
  Mesomorfo no tendrá mucha dificultad para aumentar de peso pero sin embargo debe cuidarse de la cantidad de grasas que consuma debido a que su cuerpo si tiende a almacenar grasas. Durante esta fase debe consumir alimentos sin tanta grasa para que de esa forma a la hora de querer definir su cuerpo sea mucho más fácil quemar la grasa. Los alimentos que un mesomorfo debe de consumir con regularidad son los siguientes:

Pescado	Carnes de res	nueces
Avena	Arroz integral	Huevo
Pollo	Pasta integral	Queso cottage
Aguacate	Miel	patatas

Un mesomorfo debe de comer una cantidad alta de proteínas, los mesomorfos deben en esta etapa de ingerir más calorías de las habituales, estas calorías la mejor forma de obtenerla es por medio de carbohidratos de bajo índice glucémico (patatas, panes integrales, arroz integral) si consumes carbohidrato de absorción lenta como los anteriormente mencionados, hará que los niveles de insulina del cuerpo se mantengan constantes ayudando al cuerpo a absorber de mejor manera la proteína que este obtiene.

- <u>Fase de definición</u> (cutting)
  Para un mesomorfo la fase de definición no es mayor reto que la de aumento, lo que debe hacer es disminuir la cantidad de calorías que ingiere y de esta forma bajar de peso. Lo que debe de hacer en esta fase es reducir la cantidad de carbohidratos que se consumen y cambiar los carbohidratos de lenta digestión por los de rápida digestión (arroz integral, pastas integrales, avena) y de esta forma hacer que el cuerpo almacene la menor cantidad de grasa posible, se deben reducir lo más que se pueda las grasas de origen animal y reemplazarlas por las de origen vegetal (aguacate, aceite de oliva, nueces, etc..) de esta forma las grasas podrán ser utilizadas por el cuerpo más rápidamente.

Con lo que respecta a la nutrición de un mesomorfo es simple debes de tener en mente lo siguiente: aumento más calorías, definición menos calorías. Como dije anteriormente un mesomorfo tiene las cosas mucho más fáciles que los otros 2 tipos de somatotipos tanto para aumentar como para definir. Siempre tener en mente de que las vegetales y las frutas tienen un papel muy importante en la nutrición siempre incorporar a una dieta espinaca, brócoli, chile pimiento, banano, manzana, naranjas.

Entrenamiento
Un mesomorfo tiene una ventaja muy grande y es que aumenta fácilmente de masa muscular y lo que aumenta es

por lo general un musculo tonificado, por lo que al bajar de peso no deberán hacer mayor esfuerzo por que el musculo sea duro y bien definido. En el caso de estas personas deben de entrenar pesado y corto. Aunque en realidad cualquier tipo de ejercicio tendrá un efecto positivo en un mesomorfo. Los mesomorfos podrán entrenar si desean más seguido que los ectomorfos debido a que la reconstrucción en sus músculos es mucho más rápida lo que les permite entrenar con más regularidad. La genética jugó las cartas a su favor y de una manera muy buena.

- Fase de aumento (bulking)
  Si lo que quieres es aumentar tu masa muscular lo mejor que puedes hacer es entrenar corto y pesado, un peso que te permita hacer de 4-6 repeticiones de 3-4 series de cada ejercicio. Podrán tener resultados muy buenos con ejercicios compuestos (involucran más de un musculo a la vez) debido a que sus músculos se recuperan de manera efectiva serán capaces de poder entrenar 4 o 5 veces por semana dejando 2 días de descanso.
  Los ejercicios compuestos que más recomiendo son los siguientes:
  - Press de banca (mancuernas)
  - Fondos de pecho
  - Sentadillas con barra
  - Remo con mancuernas
  - Peso muerto
  - Press francés (barra)
  - Press de hombro (mancuernas)
  - Curl de bíceps (mancuernas)
  - Dominadas

Si la genética jugó a tu favor debes de saber explotarla al máximo así que entrenar peso y con bajas repeticiones es lo mejor para aumentar tu masa muscular.

- Fase de definición (cutting)
  un mesomorfo que desee verse definido tiene que obligatoriamente hacer la fase de definición, es esta fase debes

de aumentar el número de repeticiones que se realizan por ejercicios, de un rango de 4-6, por uno de 8-10 esto ayudara a que el musculo se tonifique más y con ejercicios que aíslen el musculo que se desee realizar. Un programa de aeróbicos no es para nada una mala idea al momento de querer definir, lo mejor sería el día en el que se descansa tener una rutina de aeróbicos de 45-60 minutos.

"Debes permanecer enfocado en tu camino hacia la grandeza"
- *Les Brown*

ENDOMORFO

Una persona endomorfa es gorda, punto. Son gordos debido a que su metabolismo es lento y no pueden hacer mayor cosa más que almacenar las grasas que consumen y también al no usar los carbohidratos que consumen se almacenan como grasa, es un problema pero no es para nada imposible de contrarrestar, es más se puede utilizar a tu favor así que no desesperes si eres endomorfo que también tiene sus partes buenas.

Nutrición:

En cuanto a la nutrición de un endomorfo la fase de aumento es casi despreciable debido a que para aumentar de peso estas personas no necesitan esfuerzo alguno, en donde se tiene que hacer énfasis es en la fase de definición debido a que es donde más trabajo tiene por hacer.

- Fase de aumento (bulking)

  Los endomorfos no deben preocuparse por esta fase debido a que bueno es parte de su naturaleza aumentar de peso, pero si se busca aumentar de peso de una forma limpia y haciéndolo de la forma más limpia posible, se debe consumir alimentos altos en proteína como carnes magras de pollo, res y pescado. Cortar lo más posible las grasas y consumir solo grasas de origen vegetal. El consumo de los carbohidratos debe de ser carbohidratos de rápida absorción tales como avena, arroz y panes integrales y azucares provenientes de las frutas.

- Fase de definición (cutting)

  Este es el talón de Aquiles para los endomorfos pero la verdad es que será algo sencillo se lo vemos de un punto de vista optimista, tu ingesta nutricional deberá ser de la siguiente forma:
  - Proteínas: 50%
  - Carbohidratos: 30%
  - Grasas: 20%

La razón por la cual las proteínas deben de ser altas es porque ayudan a construir masa muscular magra, a mayor masa muscular, mayor será la velocidad metabólica de tu cuerpo lo que provocara que tu índice de grasa corporal se reduzca. Con respecto a los carbohidratos, estos serán la parte en donde tienes que tener cuidado por una simple razón la cual es que están en casi todos lados, los carbohidratos que debes de consumir son los de que sean de bajo índice glucémico tales como los que tienen la avena, arroz y pastas integrales y vegetales (zanahoria, papa, etc...) y deben de ser restringidos, una forma fácil de separarlos seria consumir carbohidratos en el desayuno, almuerzo, antes y después de entrenar. Las grasas por más increíble que pueda llegar a sonar te ayudaran a quemar la grasa, lo que tienes que tener en mente a la hora de consumir tus dosis de grasas es que deben ser de fuentes totalmente limpias. Grasas provenientes del aceite de oliva, nueces, aguacate y pescado son las mejores que puedes consumir. Los vegetales serán tus aliados, debes consumir grandes cantidades de vegetales como brócoli, espinaca, chile pimiento, berro, acelga, etc…. Esto te proporcionara mucha fibra a tu cuerpo entre otro nutrientes muy buenos, las frutas son buenas pero tienes que tener mucho cuidado debido a que estas poseen niveles altos de azúcar, 2 frutas al día es lo recomendable para un endomorfo. Debes de consumir alimentos cada 3 horas para que tu metabolismo este siempre activo y no para de funcionar de esta forma estarás quemando grasa.

La razón por lo que no fui tan descriptivo con la fase de aumento de las personas endomorfas es debido a que al aumentar rápidamente de peso la verdad es que no es nada difícil para ellos esa parte y la mayoría de las personas endomorfas lo que desean es bajar de peso y es lo que deben de hacer; bajar de peso y tonificar sus músculos.

Entrenamiento

Los endomorfos tienen una gran ventaja y es que desarrollan masa muscular rápidamente, si bien es cierto no es tonificada al principio pero la desarrollan de forma rápida y solo les queda tonificarla. En el caso de los endomorfos no lo separare en fase de aumento y definición, sino que, diré en rasgos generales como tendría que ser el entrenamiento de un endomorfo para bajar de peso y tonificar la masa muscular que ya poseen, la razón por la que lo hare de la siguiente manera es debido a que un endomorfo no necesita mayor descripción a lo que fase de aumento se refiere su cuerpo naturalmente lo hace.

Los endomorfos desarrollan masa muscular fácilmente el problema es que no está tonificada por lo que puede ser un musculo flácido en muchas ocasiones, lo que un endomorfo debe de hacer para lucir sus músculos es lo siguiente:
- Aeróbicos 6 veces por semana (45-60min)
- Entrenamiento de pesas alta intensidad (6-8 repeticiones máximo peso por dos semanas)
- Entrenamiento de pesas de resistencia (12-15 repeticiones)

El trabajo de pesas que realicen debe de ser 5 veces por semana.

Las personas endomorfas deben de ser muy constantes tanto con su entrenamiento como con su dieta. Al tener la ventaja de aumentar rápido de peso puede pasar directamente a la fase de definición que es lo que la mayoría de endomorfos hacen y con buena razón debido a que es lo que deben de hacer. Si un endomorfo controla de buena forma su dieta y su entrenamiento podría conseguir un físico envidiable debido a que tendría mucho volumen y podría tener la suerte de que lo apodaran "hulk".

"Si te piden que camines un kilómetro, camina dos"
- *Og mandino*

CAPITULO 3
SUPLEMENTACION

La industria de los suplementos es una industria multi-millonaria y esto es debido a que son muy útiles a la hora de que se busca un cuerpo ideal y proporciona una manera mucho más rápida y conveniente de ingerir las nutrientes que necesitas para que tu cuerpo se desarrolle de la manera que deseas. En primera instancia debo aclarar algo, los suplementos no son mejores o peores que una comida bien balanceada lo que pasa es que es mucho más fácil y conveniente consumir los suplementos debido a que podemos obtener los nutrientes que deseamos de forma directa y ocupan menos espacio en nuestro estómago, por ejemplo: es más fácil tomar 2 tazas de agua que contengan 30 gramos de proteína a consumir 2 libras de pollo para igualar la cantidad de proteína. En segundo los suplementos no son drogas y mucho menos mágicos! Muchas personas tienden a pensar que los suplementos son esteroides o que con el simple hecho de tomar proteína o BCAA ya tendrán un cuerpo de playa a las pocas semanas, NO SE ENGAÑEN, los suplementos son nutrientes lo que quiere decir que 1 gramo de proteína proveniente de algún suplemento es exactamente lo mismo que 1 gramo de proteína proveniente de un huevo o de una carne.

Daré una lista de suplementos y cuál es la función de cada uno de ellos. Otra cosa que se debe de siempre tener en mente es que los suplementos no reemplazan en ningún momento a los alimentos, estos se deben de consumir junto con los suplementos para obtener aún mejores resultados tanto de los suplementos como de los alimentos.

- Proteína de suero de leche (whey protein)

  La proteína de suero de leche es el suplemento más popular de todos, debido a que la proteína es el nutriente que más debemos consumir para obtener los resultados que deseamos pero a su vez tiene un valor muy elevado, comprar proteína de suero de leche nos permite ahorrar un poco de dinero. Es más barato comprar este suplemento a estar comprando grandes cantidades de carnes. La función principal de la proteína es la reconstrucción muscular por lo que este suplemento se puede consumir en cualquier hora del día, pero en donde más se recomienda consumirlo es antes y después del entreno.

- Multivitamínicos

  Por alguna razón a las personas les cuesta mucho consumir sus frutas y vegetales, lo cual me parece gracioso porque en muchos países se pueden conseguir a mucho más bajo precio que las carnes pero bueno, los multivitamínicos son eso mismo vitaminas, esto es indispensable tanto para las personas que consumen vegetales y frutas como las que no lo hacen. El cuerpo está en constante funcionamiento y utilizando los nutrientes que consumimos por lo que necesita de ellos constantemente. Al consumir los multivitamínicos no solo mejora muestra salud en general sino que la absorción proteica y la velocidad de nuestro metabolismo también mejora. La toma de los multivitamínicos varía dependiendo del que se compre, por lo que es necesario leer en el producto cual es la toma recomendada.

- Ganadores de peso (mass gainer)

  Estos suplementos hacen lo que dicen, aumentan la masa de una persona y por consiguiente su peso, están cargados de proteína y carbohidratos provenientes de azucares. La toma de este suplemento puede ser a lo largo del día tal y como es la proteína de suero de leche pero también se recomienda antes y después del entrenar. Las personas endomorfas deberán evitar este suplemento.

- Aceite de pescado

  Es un suplemento que nos proporciona altos índices de complejo B y a su vez grasas de rápido metabolismo lo cual es ideal para bajar de peso y aumentar nuestros niveles de testosterona en hombres y estrógenos en mujeres. La toma de este suplemento varía dependiendo de la marca, por lo que es necesario leer en el producto la dosis recomendada.

Existen muchos otros suplementos pero en mi opinión estos son los más recomendados no solo por su efectividad sino también por su conveniencia.

Las diferencias entre los alimentos son muchas y en los suplementos hay más diferencias aun, la más grande es la de proteína de suero de leche y proteína de soya. La proteína de suero de leche gusta a unas personas y a otras no; las personas a las que no les gusta consumir proteína de suero de leche regularmente claman que la de soya es el mejor debido a que es de origen vegetal y no animal y por lo tanto se metaboliza mucho más rápido en el cuerpo. Bueno cada persona es libre de pensar lo que quiera pero la verdad entre estas dos proteínas es la siguiente:

Proteína de suero de leche vs proteína de soya

La proteína de suero de leche es la líder en el mercado del fitness por la razón de que funciona y los resultados son buenos, sin embargo la proteína de soya no se queda atrás tiene una gran cantidad de personas que simpatizan con ella, pero ¿cuál es la mejor?

La proteína de soya esta echa a base de soya lo que la hace más barata y el valor biológico de esta proteína es bueno por lo que si ayuda al momento de construir masa muscular, sin embargo, está comprobado que la soya aumenta los niveles de estrógeno el cual es la hormona sexual femenina y en el caso de los hombre esto no es muy alentador; al aumentar los niveles de estrógeno la testosterona en los hombres disminuye lo cual puede llevar a pérdida de masa muscular entre otros problemas tanto hormonales como físicos. La proteína de suero de leche es un poco más costosa que la de soya pero tiene resultados muy buenos y lo pueden utilizar tanto hombre como mujeres. El valor biológico de la proteína del suero de leche es más alto que la soya.

"si piensas que puedes, o piensas que no puedes, tienes razón"
- *Henry Ford*

CAPITULO 4
RUTINAS (OPCIONALES)

Push-pull

Esta rutina se enfoca tanto en el aumento de masa muscular como de fuerza y es ideal para las personas que son ectomorfas y los mesomorfos en fase de definición. Los ejercicios que se realizan con esta rutina deben ser un 90% ejercicios compuestos para que de esa forma allá una mayor cantidad de masa muscular trabajando y por consiguiente ganaras más masa muscular. Se realizan dos ejercicios por grupo muscular, con peso máximo y repeticiones cortas (4-6 o de 6-8) Consiste en una rutina de 4 días los cuales se repartirán de la siguiente manera:

Entreno- entreno-descanso- entreno- entreno-descanso-descanso.

- *PUSH:*
  Un día será de push, el cual consiste en ejercicios en los cuales se deba empujar, los grupos musculares que más se trabajan en este día son: pecho, tríceps, hombro y pierna. Los ejercicios ideales para realizar este día son:

  - press de banca inclinado (mancuernas)
  - press de banca (mancuernas)
  - press de hombro (mancuernas)
  - fly de hombros
  - sentadillas con barra
  - press de pierna
  - press francés (mancuernas)
  - fondos (tríceps)

La razón por la que son mejores los ejercicios con mancuernas es porque necesitan más equilibrio lo que involucra aún más masa muscular para lograr el equilibrio y el peso es el mismo de ambos lados.

- *PULL*

  El día después de hacer "push" de pasa a pull el cual consiste en movimientos en los cuales se deba de halar o jalar el peso. Los grupos musculares que se ven involucrados en este día son: bíceps, espalda, abdomen y trapecio.

  Los ejercicios ideales para realizar este día son:

  - Peso muerto
  - Remo (barra o mancuerna)
  - Curl martillo
  - Curl de bíceps (mancuerna)
  - Encogimiento de trapecio (mancuerna)
  - Encogimiento de trapecio detrás de espalda (barra)
  - Abdominales (con peso)
  - Plank
  - Bicicletas

"No eres un perdedor hasta que te rindes por seguir intentando"
- *Mike ditka*

FULL BODY
(Cuerpo completo)

Esta rutina es ideal para personas ectomorfas y mesomorfos en fase de aumento o que simplemente quieres mantener su masa muscular tal y como esta.

Consiste en entrenar el cuerpo completo 3 veces por semana, la base de esta rutina son los ejercicios compuestos para aumentar la masa muscular y la fuerza de la persona, aunque tiene más beneficios que solo esos. Al ser una rutina de solamente tres días por semana entrenaras solamente tres veces por semana por una hora, lo que es muy buena opción para las personas trabajadoras que regularmente no tienen mucho tiempo libre. Debe hacerse con mucho peso lo más que se pueda en rango de 10-12 repeticiones y 2-4 series de cada ejercicio. Solamente se hace un ejercicio por grupo muscular así que los ejercicios que realices deben de incluir la mayor cantidad de músculos posibles. Algunos ejercicios excelentes para esta rutina son:

- Pull ups (dominadas)
- Press de banca(mancuernas)
- Sentadillas con barra
- Press de hombros (mancuernas)
- Curl martillo
- Press francés(mancuerna)

La razón por la cual la rutina no debe durar más de una hora es debido a que si dura más de una hora el cuerpo libera una hormona catalizadora llamada cortisol la cual no permite que el musculo se recupere y crezca de manera efectiva; por otro lado si dura una hora o menos, ayudara a aumentar tus niveles de testosterona y de esa forma poder aumentar tu masa muscular.

"la perseverancia puede cambiar un fracaso en un extraordinario logro"
- *Matt Biondi*

MUSCULO AL DIA

En esta rutina quedan fuera las personas que son ectomorfas y quedan únicamente los mesomorfos que buscan mayor definición en alguna parte especifica de su cuerpo y los endomorfos que buscan mayor tonificación en algún musculo que consideren no está del todo bien (deberá seguir realizando trabajo aeróbico)

Esta rutina consiste en trabajar un musculo al día lo que da la oportunidad a la persona en enfocarse en algún grupo muscular que le esté dando algún tipo de problema o que simplemente desee que se vea más tonificado, la separación quedaría de la siguiente manera:

Espalda- tríceps- bíceps- pecho- hombro & abdomen –pierna- descanso

Se deberá realizar mínimo 3, máximo 4 ejercicios al día, del grupo muscular que toque. Repeticiones en un rango de 6-8 como mínimo y un máximo de 10-12 con el peso máximo para realizar el número de repeticiones establecidas.

Lo ideal para este tipo de rutinas es utilizar las maquinas que se encuentran en los gimnasios debido a que al utilizarlas los movimientos se ven limitados a utilizar solamente el grupo muscular deseado, aislando los demás grupos musculares y de esta forma tener una contracción optima en el musculo deseado.

Es recomendable que en el primer ejercicio que se haga se realice con 4 sets y peso máximo. Al último set bajar el peso y hacer sin descanso 12-15 repeticiones con la mitad del peso previo; esto se hace para pre agotar el musculo y cuando se realicen los próximos ejercicios sean más efectivos para el área que se está trabajando.

"Si no vas por todo, ¿a qué vas?"
- *Joe Namath*

CAPITULO 5
TIPS

NUTRICION

1) *AHORRA TIEMPO*

No hay necesidad de buscar escusas cuando de tiempo se trata. Se sabe que hoy en día los trabajos son más exigentes y al llegar a casa debes de lidiar con los niños o los estudios universitarios o responsabilidades, en fin, muchas cosas que nos demandan tiempo y no podríamos prepararnos nuestras comidas todos los días, pues lo que debes de hacer es tomar un día en el que tengas más tiempo libre y cocinar ese día tus comidas de toda la semana eso te ahorrara muchísimo tiempo sin mencionar que no tendrás que preocuparte por tus comidas durante toda la semana.

2) *COLOREA TUS TIEMPOS DE COMIDA*

Esto no quiere decir sacar pinturas o crayones, me refiero a que trata la manera de que en tus comidas incorpores vegetales de diferentes gamas de colores mientras más color tiene tu plato significa que más minerales y vitaminas consumirás, el chile pimiento es una muy buena opción para hacer un plato colorido y nutritivo. Otra gran opción que tienes es utilizar tomate, cebolla morada, zanahoria, en fin lo que tenga color. Al tener un plato lleno de colores diferentes no solo obtendrás más nutrientes para tu cuerpo sino que también tiene un impacto psicológico muy grande en ti, según estudios la comida que se ve más llamativa y con colores hace que la persona se sienta entusiasmada por comer y de esa forma será más fácil cumplir con tu dieta. El aburrimiento mata la comida.

3) *UTILIZA DIFERENTES ESPECIAS*

Con regularidad escucho a las personas decir que cuando hace dieta toda la comida es sin sabor y fea. Yo les tengo una solución muy sencilla si le falta sabor… AGRENGELO! Las especias que se pueden encontrar en el mundo son muchísimas y un simple toque de laurel por ejemplo puede cambiar mucho el saber de la comida.

4) *COMPRA UN LIBRO DE COCINA*

Los libros de cocina poseen recetas muy ricas y fáciles de hacer, lo único que debes de hacer es acoplar las recetas a tus propósitos por ejemplo: si te encuentras en fase de aumento perfecto cómelo y ya; si te encuentras en fase de definición busca los ingredientes que puedan ser altos en grasas o en carbohidratos (sea cual sea tu situación) y substitúyelos por otras cosas o simplemente rebaja las cantidades de alimento que estas por hacer.

5) *CUENTA TUS MACRONUTRIENTES*

Cada persona dependiendo de qué es lo que desee alcanzar debe consumir cierta cantidad de macro nutrientes y en internet puedes encontrar programas que cuentas los macronutrientes ideales para ti esto te servirá para consumir exactamente lo que necesitas ni más ni menos y de esta forma poder tener éxito más rápido. (Esto es para meso y endomorfos, tanto para fase de aumento como para de definición, en el caso de ectomorfos no es tan necesario llevar el conteo exacto de sus macronutrientes)

6) *PESA TU COMIDA*

Al momento de pesar tus alimentos sabes la cantidad exacta de lo que comes y es más fácil calcular los nutrientes de tus alimentos teniendo en mente las cantidades exactas.

7) *NO CONGELES TUS ALIMENTOS*

Al congelar la comida muchos de los nutrientes que esta posee se pierden debido a reacciones químicas que ocurren en los alimentos, siempre cocina lo que comerás en la semana de seguro, el congelar la comida puede hacer que los valores nutricionales cambien de manera drástica lo que puede llevar a que no consumas las cantidades necesarias de macronutrientes.

8) *CUIDADO CON LAS FRUTAS*

Las frutas son altas en vitaminas pero también altas en azúcar, las personas que estén en fase de definición deben de tener cuidado con la cantidad de frutas que consumen debido a que pueden consumir demasiada azúcar que hará que se les dificulte un poco más su definición. Para las personas endomorfas va dirigido principalmente este tipo.

9) *AGUA, AGUA y AGUA*

Muchos ya lo saben pero te lo repito toma suficiente agua! Consigue una botella de 2 litros de agua como mínimo y no te duermas hasta que la termines entera, tienes todo el día para acabarte 2 litros de agua. Esto te traerá muchos beneficios tanto para bajar de peso como para que los nutrientes que entran a tu cuerpo se absorban de manera óptima.

10) *CUIDATE DE LAS ENFERMEDADES*

Una persona enferma, aunque sea un simple resfriado, no absorbe los nutrientes de la misma manera que una persona saludable. No solo no se absorben los nutrientes a su totalidad sino que el cuerpo necesita más nutrientes de los que está acostumbrado a recibir para combatir la enfermedad lo cual te llevara a una insuficiencia nutricional lo que puede provocar que pierdas masa muscular.

11) *ESTABLECE UN DIA LIBRE (CHEAT MEAL)*

Establece un día en el que te permitas a ti mismo comer lo que quieras ya sea por todo el día o por solo una comida dependiendo de tu caso. Esto te ayudara a no sentirte atrapado por una dieta y a la vez poder consentir tu paladar con lo que te gusta por lo menos una vez al mes sin sentirte culpable. Te ayudara a no desesperarte y poder seguir enfocado en tu dieta

12) *LITE NO NECESARIAMENTE SIGNIFICA SANO*

La mayoría de personas supone que por que algún producto tenga la palabra lite en su etiqueta eso lo hace un producto saludable he ideal para cualquier persona que esté haciendo alguna dieta. La palabra lite la colocan cuando alguno de sus ingredientes es rebajado de cantidad, por ejemplo: A un producto le bajaron la cantidad de grasa saturada que posee pero tiene exactamente la misma cantidad de azúcar que tenía antes.

"No he fracasado, solo he encontrado 10,000 maneras de no lograrlo"

- Thomas Edison

ENTRENAMIENTO

1) *MOTIVATE*

   Antes de entrenar si te sientes un poco desganado mira videos de motivación, te ayudara a enfocarte y recordar la razón por la cual haces lo que hace. Escuchar música también es una manera muy buena de motivarte, muchas veces la música de los gimnasios no es la que te gusta y te baja la emoción del momento; vale la pena invertir en u buen par de audífonos y un aparato reproductor.

2) *CUIDA TU FORMA*

   A esto me refiero a que hagas los ejercicios correctamente. Es increíble la cantidad de personas que hacen un ejercicio de la manera incorrecta, esto causa que el ejercicio no se aproveche al máximo y te puedes llegar a lesionar. Asegúrate que el movimiento sea el correcto para aprovechar al máximo el ejercicio y evitar lesiones.

3) *DEJA EL ORGULLO EN LA CALLE*

   Ten mucho cuidado con el orgullo, he visto tanto hombres como mujeres que por tratar de impresionar a otras personas tratan de levantar pesos muy grandes para el nivel en el que ellos se encuentran lo que puede llevar no solo a un día desperdiciado de entreno por no haber hecho las cosas bien sino que también a una lesión grave y todo por tratar de impresionar. Recuerda tú te ejercitas para ti nada más, y sinceramente a nadie le importa cuando puedes o no cargar.

4) *PREGUNTA*

   Si eres nuevo y te da miedo preguntar a las otras personas por el ¿qué dirán? Eres un tonto, todos pasaron por esa época de novatos y nadie nació sabiendo cómo hacer correctamente los ejercicios. Además hasta puedes conocer gente nueva y agradable con solamente una pregunta.

5) *CONTRAE EL MUSCULO*

Concéntrate en el momento de contraer tu musculo, asegúrate que tu musculo se apriete bien al final del movimiento y se estire de forma óptima al principio de este, esto tendrá un gran impacto en tus entrenamientos no solo por el flujo de sangre que habrá en ese musculo sino que también te permitirá inconscientemente realizar el ejercicio con la forma adecuada.

6) *ENTRENA CON ALGUIEN*

El entrenar con otra persona te ayudara a poder aumentar de peso sin riesgo a lastimarte, por ejemplo: si el peso es mucho y no aguantas más de 4 repeticiones él te ayudara a que consigas las repeticiones que te faltan o bien te saca de apuros cuando de verdad ya no tengas más fuerza.

7) *UTILIZA CINTURON*

El cinturón es algo que no puede faltar en tu maleta del gimnasio en especial si haces muchos ejercicios compuestos. Al realizar ejercicios compuestos pones mucha presión en la espalda baja lo que puede llevar a lesiones graves o progresivas. En los ejercicios donde más debes utilizar el cinturón es en los ejercicios donde te encuentras parado

8) *IDENTIFICA EL DOLOR*

Una cosa es tener dolor muscular por agotamiento y otra muy distinta es dolor muscular porque algo anda más con tu forma o tienes mucho peso en cima, cuando sientas que algo no anda bien con tu cuerpo lo más prudente es retirarte del gimnasio ese día he ir a descansar, es mil veces preferible perder un día de entrenamiento a 2 semanas o hasta meses por una lesión

9) *NO ACOSES!!!*

Este es más que todo un tipo de convivencia. A los gimnasios van todo tipo de personas (viejos, jóvenes, hombres, mujeres, delgados, gordos, etc…) y no pueden faltar nunca las mujeres con súper cuerpos o los hombres que parecen súper héroes. Si eres hombre: a todas las mujeres les gusta sentirse bonitas pero no por eso te le quedaras viendo como un maniático y si piensas en tener algún chance con ella alguna vez créeme que tendrás mucha más oportunidad siendo discreto y reservado a tenerle los ojos en cima.

Si eres mujer: Los hombres regularmente somos vanidosos y nos gusta que nos vean pero si solo nos ven y no nos hablan no tiene sentido y después de un tiempo hasta incomoda; aparte nunca falta el que se cree todo un "Don Juan" y no paran de hablar que como lo ven en el gimnasio y nadie lo puede callar. Háganle un favor a la humanidad y no los vean tanto, créanme que abrían menos hombres vanidosos en el mundo.

10) *CAMBIA DE RUTINAS*

El cuerpo se llega a acostumbrar a cierto ritmo y llega un punto en el cual la rutina no es tan efectiva como antes. Debes de cambiar tu rutina periódicamente para que los ejercicios sean diferentes y puedan entrenar diferentes ángulos de los músculos, de esta forma podrás seguir progresando y evitar estancarte en tu progreso.

11) *SE PACIENTE*

Para construir masa muscular o para bajar de peso se necesita de tiempo y dedicación es un proceso largo, no es cuestión de días sino que de meses o hasta años para conseguir el cuerpo que deseas, mantente motivado y nunca pienses que de la noche a la mañana cumplirás tus metas. ESMERATE.

12) *ESTIRA Y CALIENTA*

Calentar y estirar tus músculos tiene muchos beneficios tanto para la circulación como para el crecimiento muscular sin mencionar que disminuirás las probabilidades de alguna lesión.

13) *MANTEN LOS DESCANSOS CORTOS*

Un error en la mayoría de personas es que descansan mucho tiempo entre series y al hacer eso no podrás poner el estrés suficiente en el musculo que estas entrenando. Tus descansos no deben exceder de 30-45 segundos a menos que seas ectomorfo extremo el cual puede descansar de 1- 1:30 minutos

"No importa cuánto cueste, duela o sufras; sino cuanto lo desees"
  - *José David Juárez*

ACERCA DEL AUTOR

Mi nombre es José David Juárez y no soy más que una persona a la que le preocupa la situación tanto nutricional como física de las personas. Decidí hacer este libro debido a que las personas muchas veces hacen ejercicio o llevan una dieta solo por la simple razón que una persona les dijo que eso debían de hacer, sin ellos saber la verdadera razón del porque es que lo hacen. Mi objetivo principal es que las personas sepan cómo controlar tanto su nutrición como su entreno y de esta manera poder llegar a cumplir sus objetivos. Cambiar los hábitos de las personas no se trata de imponerles algo, sino se trata de enseñarles a hacerlo.

Sueño con que algún día alguien me vea y me agradezca por haber cambiado su vida, el día en que me entere que almenas una persona allá cambiado su vida para bien gracias a mí, ese día me sentiré feliz.